Connaître la Nomenclature

ASSOCIATION FRANÇAISE

POUR

L'AVANCEMENT DES SCIENCES

CONGRÈS DE MONTPELLIER

1879

$\mathcal{M}$ ....

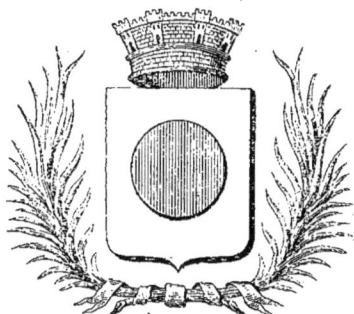

PARIS

AU SECRÉTARIAT DE L'ASSOCIATION

76, rue de Rennes.

26

ASSOCIATION FRANÇAISE

POUR L'AVANCEMENT DES SCIENCES

Congrès de Montpellier. — 1879.

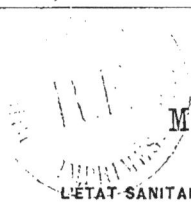

M. le Dr S. PODOLINSKI

709¹

L'ÉTAT SANITAIRE DES POPULATIONS DU GOUVERNEMENT DE KIEW

— *Séance du 29 août 1879.* —

Le gouvernement de Kiew est situé sur la rive droite du *Dnieper* entre 52° et 48° 30′ de latitude nord. Il occupe une surface d'à peu près 50,000 kilomètres carrés et contient presque 2,500,000 habitants, ce qui constitue près de 50 habitants par kilomètre carré. On voit donc que ce gouvernement est un des plus peuplés de toute la Russie ; il en est aussi un des plus fertiles et des plus industrieux. Les deux tiers méridionaux du gouvernement de Kiew exportent des quantités considérables de blés et possèdent, en outre, plus de soixante fabriques de sucre, très grandes et pour la plupart très bien construites. Les populations agricoles, trouvant presque toujours de l'ouvrage relativement bien rémunéré, sont plus à leur aise que dans la majorité des gouvernements de la Russie.

Leur état sanitaire, cependant, est loin d'être satisfaisant. La mortalité moyenne, pour tout le gouvernement, est de 33.9 sur 1,000 habitants par an, c'est-à-dire seulement de 2.9 sur 1,000 moindre que la mortalité moyenne de tout l'empire russe. Il est vrai que, malgré cela, la population du gouvernement augmente rapidement, mais cela tient à une natalité excessive qui est de 50.6 sur 1,000.

Ce n'est pas la mortalité des nouveau-nés qui est particulièrement considérable, comme on serait tenté de le croire. Au contraire, dans le courant de la première année de leur existence, il ne meurt que 168.5 enfants sur 1,000, c'est-à-dire 85 enfants de moins que dans la Russie entière, et 19 de moins qu'en France. La plupart des autres gouvernements de la Petite-Russie ont une mortalité enfantine encore moins grande, et c'est l'usage généralement répandu de donner le sein aux enfants et la façon particulièrement attentive et tendre des mères ukrai-

BF

niennes de les soigner qui produisent cet effet favorable. Dans plusieurs
gouvernements de la Grande-Russie, où, il est vrai, le climat est plus
froid, la mortalité des enfants atteint le chiffre effrayant de 375—436
sur 1,000 dans le courant de la première année (1).

Si pourtant l'état sanitaire général du gouvernement de Kiew est peu
satisfaisant, il doit y avoir des raisons particulières qu'il s'agit de trou-
ver. Ces raisons diffèrent considérablement chez les populations urbai-
nes et rurales, et il convient mieux de les envisager séparément.

Comme type de population urbaine, je prendrai la ville de Kiew, le
chef-lieu du gouvernement. D'après le recensement de 1874, cette ville
possède une population de 127,000 habitants, dont la mortalité moyenne,
pour les quarante dernières années, est de 38.7 sur 1,000, tandis que la
natalité est seulement de 37.7 sur 1,000.

Il s'en suit que la population de Kiew augmente uniquement par l'im-
migration. Les vingt-cinq paroisses de la ville présentent des conditions
de mortalité très différentes. Les cinq paroisses dont la mortalité est la
moindre sont toutes habitées par les classes les plus aisées ou par les
jeunes gens très nombreux qui viennent faire leurs études à Kiew. La
plupart de ces quartiers occupent un emplacement élevé et bien aéré.
La mortalité de leurs habitants n'oscille qu'entre 14.9 et 24.1 sur 1,000.
Au contraire, les paroisses situées dans le bas fond, au bord du Dnieper,
chaque printemps exposées aux inondations et habitées en majeure partie
par des petits artisans et des ouvriers, offrent une mortalité qui, de
39.6, monte jusqu'à 44.2 sur 1,000. Les différences de la natalité, comparée à la mortalité, sont encore plus frappantes. Dans les cinq pre-
mières paroisses, les naissances l'emportent sur les cas de mort de
250 0/0 à 156 0/0, et dans les cinq dernières les naissances ne repré-
sentent que 85 0/0 à 91 0/0 des cas de mort. La mortalité de la première année de l'existence qui est de 277 sur 1,000 pour toute la ville
de Kiew, monte dans les paroisses du quartier bas jusqu'à 462—642 sur
1,000. On voit que ce sont surtout les conditions topographiques et
sociales qui ont l'influence prépondérante sur le mouvement de la population à Kiew. Pendant les différentes saisons, la mortalité s'est répartie
des façons suivantes : hiver, 24.9 0/0 ; printemps, 24.8 0/0 ; été,
28.4 0/0 ; automne, 21.9 0/0 (2).

Les conditions sanitaires des districts ruraux, surtout dans le midi
du gouvernement, sont moins désavantageuses. Les districts de *Zwénigorodka*, *Tcherkassy* et *Tchigrin* offrent en moyenne une mortalité de
30 à 35 sur 1,000 et une natalité de 40 à 45. Cependant, les chiffres

(1) Yanson. *Statistique comparée*. Moscou, 1878 (en russe).
(2) Panticukow. *Essai d'une topographie sanitaire et d'une statistique de Kiew*. 1877, Kiew.
Édition du Comité statistique du Gouvernement (en russe).

exacts manquent encore totalement, et c'est la cause qui me décide à communiquer quelques détails concernant un seul village, où j'ai pu avoir des données exactes sur le mouvement de la population dans le courant des dernières trente-six années. Les conditions topographiques des villages de la Russie méridionale se ressemblent beaucoup, ce qui pourrait justifier, à un certain point, l'application d'une pareille méthode.

Ce village, nommé *Yaroslawka*, situé dans la partie méridionale du district de Zwénigorodka, consiste en 120 maisons qui contiennent une population de 650 âmes. Dans le courant des 40 années, depuis 1838 jusqu'à 1877, il y est mort 708 personnes, ce qui, sur une population moyenne de 600 âmes, constitue une mortalité de 30 sur 1,000. Dans le courant de 36 années, depuis 1842 à 1877, il est né 909 enfants ou 41 sur 1,000.

Avant l'âge de 7 ans sont mortes 386 personnes ou 55 0/0.

Entre 7 et 60   —   214   —   30 0/0.

Après 60   —   105   —   15 0/0.

Les six mois les plus chauds de l'année n'ont fourni que 242 décès ou 37 0/0.

Les six mois les plus froids, 466 décès ou 63 0/0.

Les maladies épidémiques ont causé la mort de 241 personnes ou 37 0/0 de la totalité. Il est mort :

	Avant l'âge de 7 ans.	Après 7 ans.	Ensemble.
De la variole.	54	4	58
De la rougeole.	36	»	36
De la coqueluche, bronchite et pneumonie épidémiques. . . .	61	»	61
De la diphthérie et du croup. . .	22	1	23
De la dysenterie	16	»	16
Du typhus.	6	9	15
Du choléra	8	10	18
Du scorbut	1	9	10
De la scarlatine	4	»	4
Total.	208	33	241

Il y a d'autres maladies qui, moins mortelles que celles-ci, sont beaucoup plus répandues cependant. Ce sont surtout les *fièvres intermittentes* et la *syphilis*. La Russie méridionale devrait être libre de fièvres, car ce pays présente l'aspect d'une plaine élevée de 200 à 300 mètres au-dessus du niveau de la mer, coupée par des vallons assez étroits et qui, jouis-

sant d'un climat sec, ne donne point d'occasion à la formation de maré-
cages naturels. Cependant, les fièvres sont très fréquentes dans tout le
pays, parce que les grands propriétaires fonciers ont l'habitude de faire
construire un ou plusieurs étangs énormes au milieu même du village.
Tous ces étangs sont très mal entretenus, leur niveau change souvent,
leur fond est comblé de restes de plantes et d'animaux aquatiques en
état de putréfaction, etc. L'époque de la première décroissance des eaux,
c'est-à-dire les mois de mai et de juin, est celle où j'ai observé le plus
de fièvres. La population de Yaroslawka me fournissait ordinairement de
50 à 60 malades, c'est-à-dire près de 10 0/0 de la population entière.
Dans d'autres villages, les cas de fièvres sont encore plus fréquents ; il y
a même des endroits où ils deviennent quelquefois mortels, comme par
exemple dans le bourg de *Chpola*. La syphilis est le fléau principal des
populations rurales de presque toute la Russie. Dans toutes les contrées
que j'ai eu l'occasion de visiter, la quantité des malades est énorme ;
mais, dans le midi, ce sont surtout les gouvernements de *Kiew*, de
Poltava et de *Thernigow* qui en souffrent le plus. Je connais des villages
où au moins le tiers des habitants est contaminé par le mal. Dans celui
de Yaroslawka, sur 120 familles, il y en a 30 que je connais être syphilitiques, et seulement 64 dont je suis sûr qu'elles ne le sont pas. L'influence de la syphilis sur la dégénération de la population et sur l'ac-
croissement de la mortalité est énorme. Je ne connais presque pas de
membre d'une famille syphilitique de mon village qui ait dépassé l'âge
de 60 ans. Les 30 familles contaminées ont fourni, dans le courant de
27 ans, 124 cas de mort ou 4.15 par famille, tandis que les 64 familles
libres de la contagion n'ont perdu que 176 individus ou 2.75 par famille.
Par conséquent, le rapport de la mortalité des syphilitiques à celle des
personnes qui ne le sont pas, est, dans le village de Yaroslawka, égal
à 150 0/0.

    La raison principale d'une pareille propagation de la syphilis est
l'hérédité. Les mariages des individus contaminés par le mal sont très
fréquents ; les paysans ne se rendent pas compte de la connexion qui
existe entre la syphilis tertiaire et ses accidents primaires et secondaires.
Ils n'admettent pas tous son hérédité, ils la cachent souvent et marient
leurs enfants malades en propageant de cette façon la maladie de plus
en plus. La plus grande partie des malades, qui existent à présent, ne
le sont pas de leur propre faute, mais tiennent la contagion de leurs parents ou grands parents. Il m'est aussi arrivé de voir des exemples
où la syphilis héréditaire ne s'est manifestée que vers l'âge de la puberté.

    Outre l'hérédité et les motifs généraux de la propagation de la syphi-
lis, c'est-à-dire le campement des soldats dans les villages, la prostitu-
tion, etc., il y en a encore de spéciaux dans le midi de la Russie, et sur-

tout dans le gouvernement de Kiew. Ce sont les fabriques de sucre et leurs plantations de betteraves où le travail est organisé d'une façon vicieuse et dangereuse pour la salubrité publique. Les fabricants de sucre, pour la plupart juifs, ne trouvant pas facilement la grande quantité d'ouvriers nécessaires à la culture des betteraves, en partie à cause de l'aisance relative et de la modicité des besoins de la population rurale, ont imaginé d'attirer la jeune génération des villageois en réunissant l'orgie au travail, en offrant de l'eau-de-vie et en faisant jouer de la musique plusieurs fois par jour, en faisant coucher jeunes garçons et jeunes filles ensemble, en un mot, en offrant toutes les occasions à la débauche, en tâchant de dépraver la population, la ruiner moralement et matériellement, pour l'avoir constamment en leur pouvoir. Les jeunes gens des villages, grâce au manque complet de toute espèce d'éducation intellectuelle ou morale, se laissent bien souvent prendre dans ce piège grossier, quittent par centaines les maisons de leurs parents et s'en vont passer deux ou trois mois aux plantations des betteraves, dans un milieu dépravé et malade, s'habituant à boire de l'eau-de-vie, dépensant tout leur salaire, contractant la syphilis. Les jeunes filles qui ont passé une saison « *aux betteraves* » sont très difficiles à retenir à la maison. Elles s'ennuient et ne peuvent plus supporter le travail régulier dans leur famille. Dès qu'elles voient arriver au printemps les beaux musiciens-embaucheurs des fabricants, assis sur des chars décorés, traînés par quatre chevaux magnifiques, elles n'écoutent plus les sages exhortations de leurs parents et se laissent facilement enlever, pour ne revenir que vers la fin de la saison, fatiguées, dépravées, malades. A 15 kilomètres environ de Yaroslawka, il y a un village nommé *Lipianka*, qui m'a fourni, dans le courant d'un seul été, plus de cinquante jeunes filles de seize à vingt-cinq ans malades de la syphilis. En général, la quantité de malades syphilitiques, que j'avais à examiner par an, dépassait un millier d'individus, ce qui constituait à peu près 20 0/0 de la totalité des malades qui venaient me consulter. La partie septentrionale de mon district médical, qui possède quatre grandes fabriques de sucre, m'a présenté au moins deux fois autant de cas de syphilis, que la partie méridionale où les fabriques n'ont pu être organisées à cause du manque presque total de forêts.

Ni le gouvernement, ni les municipalités n'entreprennent rien de sérieux pour l'assainissement de la contrée et pour le traitement de la syphilis. Les paysans eux-mêmes s'expliquent encore très mal les vraies raisons de leurs maladies. Ils ont une tendance prononcée à attribuer tous leurs maux à des influences momentanées, comme par exemple au froid ou à un effort considérable, etc., et n'admettent que difficilement l'influence prolongée et accumulée des mauvaises conditions hygiéniques.

Les superstitions et la croyance aux causes supra-naturelles sont aussi très répandues jusqu'à présent. Les principales explications de cette dernière espèce peuvent être réunies dans les catégories suivantes :

Porobleno, ce qui veut dire que quelqu'un, par malveillance, en faisant des actions symboliques, a envoyé le mal à celui qui souffre.

Nahoworeno exprime l'influence funeste de paroles malveillantes.

Pristrite ou mauvaise rencontre est la cause des maladies provenant de la rencontre d'une personne qui a le mauvais œil.

Le *Pidviy* arrive lorsque quelqu'un rencontre un tourbillon, ce qui est considéré comme très dangereux, car c'est aux mouvements rotatifs des diables que les paysans attribuent ce phénomène de la nature.

Le *Péréliak* ne veut dire autre chose qu'une « frayeur », et sert pour expliquer les maladies nerveuses, l'épilepsie, etc. Les « *Vieilles femmes* » traitent ces maladies en cassant un œuf et le versant dans de l'eau. Si, en regardant la forme acceptée par l'œuf dans l'eau, la « Vieille » devine la raison de la frayeur du malade; ce dernier guérit (1).

Toutes ces superstitions, du reste, commencent à s'affaiblir, et depuis l'existence des Conseils généraux dans plusieurs gouvernements de la Russie méridionale, la confiance des paysans pour les médecins consciencieux a beaucoup augmenté et les idées rationnelles sur la santé commencent à se propager rapidement. Les populations agricoles de la Russie méridionale sont intelligentes, elles se distinguent par une grande douceur de caractère, et témoignent envers le médecin consciencieux une telle bienveillance et une telle délicatesse de sentiments, qu'on est étonné de les rencontrer chez des gens pour l'éducation desquels les classes dirigeantes ne se sont jamais donné la peine d'entreprendre quoi que ce soit de sérieux.

(1) PODOLINSKY. *Hygiène du peuple en Oucraine.* Genève, 1879 (en Oucrainien).

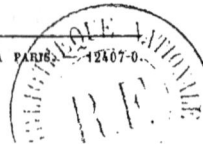

IMPRIMERIE CENTRALE DES CHEMINS DE FER. — A. CHAIX ET Cⁱᵉ, RUE BERGÈRE, 20, A PARIS. — 12407-0.

31

ASSOCIATION FRANÇAISE

POUR L'AVANCEMENT DES SCIENCES

EXTRAIT DES STATUTS ET REGLEMENT

STATUTS.

Art. 4. — L'Association se compose de membres fondateurs et de membres ordinaires; les uns et les autres sont admis, sur leur demande, par le Conseil.

Art. 6. — Sont membres fondateurs les personnes qui auront souscrit à une époque quelconque une ou plusieurs parts du capital social : ces parts sont de 500 francs.

Art. 7. — Tous les membres jouissent des mêmes droits. Toutefois, les noms des membres fondateurs figurent perpétuellement en tête des listes alphabétiques, et les membres reçoivent gratuitement pendant toute leur vie autant d'exemplaires des publications de l'Association qu'ils ont souscrit de parts du capital social.

RÈGLEMENT.

Art. 1er. — Le taux de la cotisation annuelle des membres non fondateurs est fixé à 20 francs.

Art. 2. — Tout membre a le droit de racheter ses cotisations à venir en versant une fois pour toutes la somme de 200 francs. Il devient ainsi membre à vie.

Les membres ayant racheté leurs cotisations pourront devenir membres fondateurs en versant une somme complémentaire de 300 francs. Il sera loisible de racheter les cotisations par deux versements annuels consécutifs de 100 francs.

La liste alphabétique des membres à vie est publiée en tête de chaque volume, immédiatement après la liste des membres fondateurs.

Les souscriptions sont reçues :
Au Secrétariat, 76, rue de Rennes.

Les souscriptions des membres fondateurs peuvent être versées en une seule fois, ou en deux versements de chacun 250 francs.

IMPRIMERIE CENTRALE DES CHEMINS DE FER. — A. CHAIX ET Cie, RUE BERGÈRE, 20, A PARIS. — 13691-0.

www.ingramcontent.com/pod-product-compliance
Lightning Source LLC
Chambersburg PA
CBHW060527200326
41520CB00017B/5155